De quelques phénomènes du sommeil

Revue de Paris

février 1831

DE QUELQUES PHÉNOMÈNES

du Sommeil.

Je ne suis ni médecin, ni physiologiste, ni philosophe ; et tout ce que je sais de ces hautes sciences peut se réduire à quelques impressions communes qui ne valent pas la peine d'être assujetties à une méthode. Je n'attache pas à celles-ci plus d'importance que n'en mérite le sujet ; et comme c'est matière de rêves, je ne les donne que pour des rêves. Or si ces rêves tiennent quelque place dans la série logique de nos idées, c'est évidemment la dernière. — Ce qu'il y a d'effrayant pour la sagesse de l'homme, c'est que le jour où les rêves les plus fantasques de l'imagination seront pesés dans une sûre balance avec les solutions les plus avérées de la raison, il n'y aura, si elle ne reste égale, qu'un pouvoir incompréhensible et inconnu qui puisse la faire pencher.

Il peut paraître extraordinaire, mais il est certain, que le sommeil est, non-seulement l'état le plus puissant, mais encore le plus lucide de la pensée, sinon dans les illusions passagères dont il l'enveloppe, du moins dans les perceptions qui en dérivent, et qu'il fait jaillir à son gré de la trame confuse des songes. Les anciens, qui avaient, je crois, peu de choses à nous envier en philosophie expérimentale, figuraient spirituellement ce mystère sous

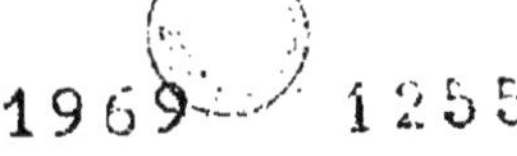

l'emblème de la porte transparente qui donne entrée aux songes du matin, et la sagesse unanime des peuples l'a exprimé d'une manière plus vive encore dans ces locutions significatives de toutes les langues : *j'y rêverai, j'y songerai, il faut que je dorme là-dessus, la nuit porte conseil.* Il semble que l'esprit, offusqué des ténèbres de la vie extérieure, ne s'en affranchit jamais avec plus de facilité que sous le doux empire de cette mort intermittente, où il lui est permis de reposer dans sa propre essence, et à l'abri de toutes les influences de la personnalité de convention que la société nous a faite. La première perception qui se fait jour à travers le vague inexplicable du rêve est limpide comme le premier rayon du soleil qui dissipe un nuage, et l'intelligence, un moment suspendue entre les deux états qui partagent notre vie, s'illumine rapidement comme l'éclair qui court, éblouissant, des tempêtes du ciel aux tempêtes de la terre. C'est là que jaillit la conception immortelle de l'artiste et du poète. C'est là qu'Hésiode s'éveille, les lèvres parfumées du miel des muses; Homère, les yeux dessillés par les nymphes du Mélès; et Milton, le cœur ravi par le dernier regard d'une beauté qu'il n'a jamais retrouvée. Hélas! où retrouverait-on les amours et les beautés du sommeil! — Otez au génie les visions du monde merveilleux, et vous lui ôterez ses ailes. La carte de l'univers imaginable n'est tracée que dans les songes. L'univers sensible est infiniment petit.

Le cauchemar, que les Dalmates appellent *Smarra*, est un des phénomènes les plus communs du sommeil, et il y a peu de personnes qui ne l'aient éprouvé. Il devient habituel en raison de l'inoccupation de la vie positive, et de l'intensité de la vie imaginative, particulièrement chez les enfans, chez les jeunes gens passionnés, parmi les peuplades oisives qui se contentent de peu, et dans les états inertes et stationnaires qui ne demandent qu'une attention vague et rêveuse, comme celui du berger. C'est, selon moi, de cette disposition physiologique, placée dans les conditions qui la développent, qu'est sorti le merveilleux de tous les pays.

On s'imagine mal à propos que le cauchemar ne s'exerce que sur des fantaisies lugubres et repoussantes. Dans une imagination riche et animée, que nourrissent la libre circulation d'un sang pur et la vitalité robuste d'une belle organisation, il a des visions qui accablent la pensée de l'homme endormi par leurs enchantemens, comme les autres par leurs épouvantes. Il sème des soleils dans le ciel; il bâtit pour en approcher des villes plus hautes que la Jérusalem céleste; il dresse pour y atteindre des avenues resplendissantes aux degrés de feu, et il peuple leurs bords d'anges à la harpe divine, dont les inexprimables harmonies ne peuvent se comparer à rien de ce qui a été entendu sur la terre. Il prête au vieillard le vol de l'oiseau pour traverser les mers et les montagnes; et auprès de ces montagnes, les Alpes du monde connu disparaissent comme des grains de sable; et dans ces mers, nos océans se noient comme des gouttes d'eau.—Voilà tout le mythisme d'une religion, révélé depuis l'échelle de Jacob jusqu'au char d'Élie, et jusqu'aux miracles futurs de l'Apocalypse.

Pour opposer à ceci une théorie plus vraisemblable, il faudrait d'abord établir que la perception, éteinte par le réveil, ne peut ni se prolonger ni se propager dans la pâle et froide atmosphère du monde réel. C'est la véritable place de la question.

Eh bien! cela serait démontré dans l'état de rationalisme étroit et positif auquel le long désenchantement de la vie sociale nous a réduits, que cet argument ne vaudrait rien contre l'impression toute naïve des premières sociétés, qui ont toujours regardé le sommeil comme une modification privilégiée de la vie intelligente; et d'où procède le merveilleux, je vous prie, si ce n'est de la créance des premières sociétés?

La Bible, qui est le seul livre qu'on soit tenu de croire vrai, n'appuie ses plus précieuses traditions que sur les révélations du sommeil. Adam lui-même dormait *d'un sommeil envoyé de Dieu*, quand Dieu lui donna une femme.

Numa, Socrate et Brutus, qui sont les plus hauts types des vertus antiques, ces deux-ci surtout qui n'ont jamais eu besoin de tromper les peuples, parce qu'ils n'étaient ni législateurs, ni rois, ont rapporté toute leur sagesse instinctive aux inspirations du sommeil. Marc-Aurèle, qui date d'hier dans l'histoire philosophique de la société, Marc-Aurèle témoigne qu'il a dû trois fois à ses songes le salut de sa vie, et le salut de Marc-Aurèle était celui du genre humain.

Si la perception du sommeil s'est prolongée à ce point dans les intelligences les plus puissantes d'un âge intermédiaire, quelle immense sympathie ne dut-elle pas émouvoir au berceau du monde, sous la tente du patriarche révéré, qui racontait, en se levant de sa natte, les merveilles de la création et les grandes œuvres de Dieu, comme elles lui avaient été montrées dans le mystère du sommeil?

Aujourd'hui même, la perception du sommeil vibre encore assez long-temps dans les facultés de l'homme éveillé pour que nous puissions comprendre sans effort comment elle a dû se prolonger autrefois dans l'homme primitif, qui n'était pas éclairé du flambeau des sciences, et qui vivait presque entièrement par son imagination. Il n'y a pas long-temps qu'un des philosophes les plus ingénieux et les plus profonds de notre époque me racontait, à ce sujet, qu'ayant rêvé plusieurs nuits de suite, dans sa jeunesse, qu'il avait acquis la merveilleuse propriété de se soutenir et de se mouvoir dans l'air, il ne put jamais se désabuser de cette impression sans en faire l'essai au passage d'un ruisseau ou d'un fossé. A la place du savant qui a studieusement approfondi les secrets de l'intelligence, et qui subit toutefois cette préoccupation avec tant d'abandon, placez le pasteur des solitudes qui ne juge de la réalité des choses que par des sensations également frappantes dont il n'a jamais fait le départ, et qui a cependant remarqué en lui deux existences diverses, dont l'une s'écoule en faits matériels, sans poésie et sans grandeur; dont l'autre est emportée hors du monde positif dans des extases sublimes. Il en conclura nécessairement qu'il contient deux êtres infiniment disproportionnés l'un à l'autre, dont les attributions sont séparées par le réveil. Il s'élancera de cette seule idée à la théorie de l'ame; il pénétrera, sur la foi de ce guide que le sommeil lui donne, dans les régions les plus reculées du monde spirituel; et, s'il a de l'enthousiasme et du génie, vous aurez un prophète, et peut-être un dieu.

Comme il n'y a rien de plus difficile et de plus périlleux à dire que ce qui n'a jamais été dit, je n'affirme pas, sans trembler, ce que je crois fermement : c'est que toutes les religions, à l'exception de celle dont la vérité ne peut pas être mise en doute, nous ont été enseignées par le sommeil.

Les narrateurs des choses insolites et merveilleuses ont conservé à la postérité le nom de certains hommes qui n'avaient jamais rêvé. N'est-il pas remarquable que ces hommes fussent des athées, et que cette liste qui finit à Lalande commence à Protagoras ?

Nous redescendrons de ce principe à des applications qui ne sont pas moins nouvelles ; mais ici, tous les élémens de la discussion deviendront assez sensibles pour la faire sortir de la catégorie des propositions vraies ou vraisemblables, qui n'ont pas eu le bonheur d'obtenir l'approbation de l'école, ou le sauf-conduit des académies. C'est ce que l'on appelle en France des paradoxes.

Le somnambulisme naturel, la somniloquie spontanée, sont des phénomènes du sommeil, aussi incontestés que le cauchemar. Personne n'a jamais douté qu'il y eût des hommes qui pouvaient parler leur pensée en dormant, qui pouvaient en dormant l'exécuter, et qui en venaient à bout, grâce à l'état de puissance où le sommeil fait parvenir quelquefois les organisations les plus communes, par des moyens qui auraient échappé à la méditation du philosophe, et avec une facilité qui aurait déjoué la subtilité des adroits ou effrayé l'audace des téméraires. La mémoire des hommes et leurs livres sont pleins de semblables histoires.

Je ne crois pas qu'on puisse avancer qu'aucun de ces phénomènes, le somnambulisme, la somniloquie, le cauchemar, exclut les autres ; et comme ils sont, au contraire, essentiellement congénères, il n'y aura rien de surprenant à les trouver réunis dans le même individu. Cette accumulation de facultés excentriques se sera rencontrée plus souvent dans les circonstances que j'ai supposées, c'est-à-dire dans un état de la société où l'homme ne touche aux formes générales de la civilisation que par un très-petit nombre de points, et où l'ame, qu'un commencement d'éducation lui a révélée, n'a de développement qu'en elle, et d'exercice que sur elle-même. —

Le célibataire isolé du monde entier, dont toute la pensée monte, descend, et remonte sans cesse, du troupeau de ses brebis au troupeau innombrable de ses étoiles. —

La vieille femme inutile et repoussée, qui ne soutient sa pauvre vie qu'à recueillir dans les bois des racines insipides pour se nourrir, et des branches sèches pour se préserver du froid de l'hiver. —

La jeune fille amoureuse et souffrante, qui n'a pas trouvé une ame d'homme pour comprendre une ame de jeune fille... —

Vous verrez que ceux-là sont plus sujets que les autres à ces aberrations contemplatives que le sommeil élabore, transforme en réalités hyperboliques, et au milieu desquelles il jette son patient comme un acteur à mille faces et à mille voix, pour se jouer à lui seul, et sans le savoir, un drame extraordinaire qui laisse bien loin derrière lui tous les caprices de l'imagination et du génie !

Le voilà, cet être ignorant, crédule, impressionnable, pensif, le voilà qui marche et qui agit, parce qu'il est somnambule; qui parle, qui gémit, et qui pleure, et qui crie, parce qu'il est somnambule; et qui voit des choses inconnues du reste de ses semblables, marchans et parlans, parce qu'il a le cauchemar. Le voilà qui se réveille aux fraîcheurs d'une rosée pénétrante, aux premiers rayons du soleil qui perce le brouillard, à deux lieues de l'endroit où il s'est couché pour dormir; c'est, si vous voulez, dans une clairière de bois que pressent entre leurs rameaux trois grands arbres souvent frappés de la foudre, et qui balancent encore les ossemens sonores de quelques malfaiteurs. — Au moment où il ouvre les yeux, la perception qui s'enfuit laisse retentir à son oreille quelques rires épouvantables; un sillon de flamme ou de fumée qui ne s'efface que peu à peu marque à sa vue effrayée la trace du char du démon; l'herbe foulée en rond autour de lui conserve l'empreinte de ses danses nocturnes. Où voulez-vous qu'il ait passé cette nuit de terreur, si ce n'est au sabbat? On le surprend, la figure renversée, les dents claquetantes, les membres transis de froid et moulus de courbature; on le traîne devant le juge, on l'interroge : il vient du sabbat; il y a vu ses voisins, ses parens, ses amis, s'il en a; le diable y assistait en personne, sous la forme d'un bouc, mais d'un bouc géant aux yeux de feu, dont les cornes rayonnent d'éclairs, et qui parle une langue humaine, parce que c'est ainsi que sont faits les animaux du cauchemar. Le tribunal prononce; la flamme consume l'infortuné qui a confessé son crime sans le comprendre, et on jette ses cendres au vent. Vous avez vu les phénomènes du sommeil vous ouvrir le ciel; maintenant ils vous ouvrent l'enfer. Si vous convenez que l'histoire de la sorcellerie est là dedans, vous n'êtes pas loin de penser avec moi que celle des religions y est aussi.

Quel homme accoutumé aux hideuses visites du cauchemar ne comprendra pas, du premier aspect, que toutes les idoles de la Chine et de l'Inde ont été rêvées?

Souvent le pasteur, préoccupé de la crainte des loups, rêvera qu'il devient loup à son tour, et le sommeil lui appropriera ces instincts sanglans si funestes à ses troupeaux. Il a faim de chairs palpitantes, il a soif de sang, il se traîne à quatre pates autour de l'étable, en poussant cette espèce de hurlement sauvage qui est propre au cauchemar, et qui rappelle si horriblement celui des hyènes affamées. Et si quelque funeste hasard lui fait rencontrer un pauvre animal égaré, trop jeune encore pour s'enfuir, vous le trouverez peut-être les mains liées dans sa toison, et menaçant déjà d'une dent innocente le plus cher de ses agneaux. — Ne dites pas que le loup-garou n'existe pas. La lycanthropie est un des phénomènes du sommeil; et cette horrible perception, plus sujette à se prolonger que le grand nombre des illusions ordinaires du cauchemar, a passé dans la vie positive sous le nom d'une maladie connue de vos médecins. Je ne sais toutefois s'ils en ont reconnu l'origine, car je n'ai jamais lu un livre de médecine moderne; mais je regretterais que cela ne fût point, parce qu'il me semble que cette théorie approfondie par un philosophe ne serait pas inutile au traitement et à la curation de la plupart des monomanies, qui ne sont probablement que la perception prolongée d'une sensation acquise dans cette vie fantastique dont se compose la moitié de la nôtre, la vie de l'homme endormi.

Que si, par hasard, le monomane rentrait, en s'endormant, dans les réalités de sa vie matérielle, comme je ne suis pas éloigné de le croire, car toutes nos fonctions tendent perpétuellement à s'équilibrer, il serait, relativement à l'exercice de sa pensée, aussi *raisonnable* que le médecin qui le soigne, si celui-ci rêve toutes les nuits. Ce qui me confirmerait dans cette idée, c'est que je n'ai jamais vu de monomane éveillé subitement dont la première impression ne fût parfaitement lucide. Sa perception s'obscurcit en s'étendant, comme la nôtre s'éclaircit. — Qui sondera jamais, grand Dieu! ces mystères impénétrables de l'ame, dont la profondeur donne le vertige à la raison la plus assurée?

Il y a vingt-quatre ans que je voyageais en Bavière avec un jeune peintre italien dont j'avais fait la rencontre à Munich. Sa société convenait à mon caractère et à mon imagination de ce temps-là, parce qu'il se trouvait une douloureuse conformité entre nos sentimens et nos infortunes. Il avait perdu, quelque temps auparavant, une femme qu'il aimait, et les circonstances de cet événement, qu'il m'a souvent racontées, étaient de nature à lui laisser une impression ineffaçable. Cette jeune fille, qui s'était obstinée à le suivre dans les misères d'une cruelle proscription, et à lui déguiser l'altération de ses forces, finit par céder, dans une des haltes de leurs nuits vagabondes, à l'excès d'une fatigue parvenue à ce point où elle n'aspire qu'au repos de la mort. Le pain leur manquait depuis deux jours, quand ils découvrirent un trou de roche où se cacher. Elle se jeta sur son cœur quand ils furent assis, et il sembla qu'elle lui disait : « Mange-moi si tu as faim. » — Mais il avait perdu connaissance; et quand il lui revint assez de forces pour la presser dans ses bras, il trouva qu'elle était morte. Alors il se leva, la chargea sur ses épaules, et la porta jusqu'au cimetierre du premier village, où il lui creusa une fosse, qu'il couvrit de terre et d'herbes, et sur laquelle il planta une croix composée de son bâton qu'il avait traversé de son épée. Après cela, il ne fut pas difficile à prendre, car il ne bougeait plus. — Quelqu'un de ces événemens si communs alors lui rendit la liberté : le bonheur, c'était fini.

Mon compagnon de voyage, qui ne conservait à vingt-deux ans que les linéamens d'une belle et noble figure, était d'une extrême maigreur, peut-être parce qu'il mangeait à peine pour se soutenir. Il était pâle; et sous son épiderme un peu basané, la pâleur de l'Italien est livide. L'activité de sa vie morale semblait s'être réfugiée tout entière dans deux yeux d'un bleu transparent et bizarre, qui scintillaient avec une puissance inexprimable entre deux paupières rouges, dont les larmes avaient, selon toute apparence, dévoré les cils; car ses sourcils étaient d'ailleurs très-beaux.

Comme nous nous étions avoué l'un à l'autre que nous étions sujets au cauchemar, nous avions pris l'habitude de coucher dans deux chambres voisines, pour pouvoir nous éveiller réciproquement, au bruit d'un de ces cris lamentables qui tiennent plus, comme je le disais tout à l'heure, de la bête fauve que de l'homme. Seulement il avait toujours exigé que je fermasse la porte de mon côté; et j'attribuais cette précaution à l'habitude inquiète et soupçonneuse d'un malheureux qui a été long-temps menacé dans sa liberté, et qui jouit depuis peu du bonheur de se remettre à la garde d'un ami. Un soir, nous n'eûmes qu'une chambre et qu'un lit pour deux. L'hôtellerie était pleine. Il reçut cette nouvelle d'un front plus soucieux que de coutume; et quand nous fûmes dans le galetas qui nous était assigné, il divisa les matelas de manière à en faire deux lits, délicatesse dont je me serais peut-être avisé, et qui ne me choqua point. Ensuite il s'élança sur le sien, et me jetant un paquet de cordes dont il s'était muni : « Viens me lier les pieds » et les mains, me dit-il avec l'expression d'un désespoir amer, ou » brûle-moi la cervelle. »

Je raconte, je ne fais pas un épisode de roman fantastique; je ne rapporterai pas ma réponse, et les détails d'un entretien de cette nature; on les devinera. —

« L'infortunée qui m'a dit de la manger pour soutenir ma vie,

» s'écria-t-il, en se renversant avec horreur, et en couvrant ses
» yeux de ses mains..... il n'y a pas une nuit que je ne la déterre
» et que je ne la dévore dans mes songes..... pas une nuit où les
» accès de mon exécrable somnambulisme ne me fassent chercher
» l'endroit où je l'ai laissée, quand le démon qui me tourmente
» ne me livre pas son cadavre! juge maintenant si tu peux cou-
» cher près de moi, près d'un vampire!... »

Il serait plus cruel encore pour moi que pour le lecteur d'arrêter son attention sur ce récit. Ce que je puis faire, c'est d'attester sur l'honneur que tout ce qu'il a d'essentiel est exactement vrai ; qu'il n'y a pas même ici cette broderie du prosateur, qui accroît les dimensions de l'idée en la couvrant de paroles, et que, si j'y ai modifié quelque chose, ce n'est pas ce qui contrarie une vaine hypothèse, abandonnée, comme elle le mérite, aux amateurs d'hypothèses ; mais ce qui en aggraverait l'affreuse réalité par des détails que la plume ne peut écrire.

Cinq ans plus tard, j'abordais aux frontières des Morlaques, avec un ardent désir de connaître ce peuple si curieux et si spécial que ma destinée, toujours opposée, ne m'a pas permis de voir comme je l'aurais voulu. Je n'avais jamais raconté mon anecdote, parce que je la regardais comme une anomalie effrayante, et peut-être unique, dans la bizarre histoire de l'intelligence humaine. Quand j'eus passé les frontières de la Croatie, je m'étonnai d'apprendre que cette prétendue anomalie était, sur toute la face d'une grande province, une maladie endémique.

Il n'y a guère de hameaux des Morlaques où l'on ne compte plusieurs *vukodlacks*, et il y en a certains où le *vukodlack* se retrouve dans presque toutes les familles, comme le saint ou le crétin des vallées alpines. Ici, la maladie n'est pas compliquée par une infirmité dégradante qui altère le principe même de la raison dans ses facultés les plus vulgaires. Le *vukodlack* éveillé subit toute l'horreur de sa perception ; il la redoute et la déteste, comme mon peintre italien ; il se débat contre elle avec fureur ; il recourt pour s'y soustraire aux remèdes de la médecine.

aux prières de la religion, à la section d'un muscle, à l'amputation d'une jambe, au suicide quelquefois; il exige qu'à sa mort ses enfans traversent son cœur d'un pieu, et le clouent à la planche du cercueil, pour affranchir son cadavre, dans le sommeil de la mort, de l'instinct criminel du sommeil de l'homme vivant. Le *vukodlack* est d'ailleurs un homme de bien, souvent l'exemple et le conseil de sa tribu, souvent son juge ou son poète. A travers la sombre tristesse que lui impose la perception de souvenir et de pressentiment de sa vie nocturne, vous devinez une ame tendre, hospitalière, généreuse, qui ne demande qu'à aimer. Il faut que le soleil se couche, il faut que la nuit imprime un sceau de plomb sur les paupières du pauvre *vukodlack* pour qu'il aille gratter de ses ongles la fosse d'un mort, ou inquiéter les veilles de la nourrice qui dort au berceau d'un nouveau-né; car le *vukodlack* est vampire; et les efforts de la science et les cérémonies de l'Église ne peuvent rien à son mal. La mort ne l'en guérit point, tant qu'il a conservé dans le cercueil quelque symptôme de la vie; et comme sa conscience, torturée par l'illusion d'un crime involontaire, se repose alors pour la première fois, il n'est pas surprenant qu'on l'ait trouvé souvent frais et riant sous la tombe: l'infortuné n'avait jamais dormi sans rêver!

Presque toujours cette aberration mentale se borne à l'illusion intuitive du malheureux qui l'éprouve. Elle a pu aussi s'accomplir dans toutes ses circonstances, car il ne fallait pour cela que le concours du cauchemar et du somnambulisme. Là commence le domaine de la philosophie médicale, qui n'a pas remarqué deux faits bien essentiels que je regarde comme certains: — le premier, c'est que la perception d'un acte extraordinaire, qui n'est pas familier à notre nature, se convertit facilement en rêves; — le second, c'est que la perception d'un rêve souvent répété se convertit facilement en actes, surtout quand elle agit sur un être débile et irritable. —

Ainsi les monomanies que j'ai observées affectent ordinairement les femmes; et les femmes dont elles s'emparent sont, pour la plupart, frappées d'avance d'une extrême débilitation intellectuelle; il ne faut pas leur demander comment elles ont vécu, mais comment elles ont dormi; car le secret de leur crime est bien moins le secret de leur vie positive que celui de leur sommeil. C'est que la perception, je le répète, se prolonge surtout dans l'isolement, et que l'hébétation se fait une espèce de solitude, où cette perception se développe sans obstacles, et finit par absorber toutes les facultés de la pensée. En veut-on une preuve singulière et sans réplique? Nos annales judiciaires n'ont heureusement fourni que deux exemples du crime incompréhensible d'anthropophagie, celui de Ferrage et celui de Léger. Ces deux monstres étaient stupides et solitaires.

Les savans qui savent les langues n'ignorent pas que les anciens n'avaient qu'un mot pour désigner le *solitaire* et l'*idiot.*

En supposant établi ce prolongement indéfini des perceptions du sommeil qui fait le monomane, et je n'ai pas ici assez de place pour élaborer cette idée de manière à la porter au dernier degré d'évidence, j'arriverais à une autre théorie qui ne me paraît pas moins démontrée, celle de la propagation de ces perceptions de la vie nocturne entre les auditeurs ou les témoins qui ont quelque disposition à se les rendre propres. Celle-ci expliquerait l'endémie du vampirisme des Hongrois et des Morlaques, et de quelques autres aberrations de cette nature, qui se reproduisent infailliblement partout où elles ont éclaté, mais avec une intensité relative, suivant les conditions infiniment modifiables du temps, du lieu, de l'âge, du sexe et de l'éducation des sujets. Le somnambulisme, la somniloquie, le cauchemar surtout sont contagieux. Les enfans, les femmes, les malades, rêvent plus volontiers les impressions d'un rêve qui leur a été raconté que les impressions les plus vives de la vie réelle, parce qu'il y a une sympathie plus énergique entre les sensations de l'homme endormi qu'entre les sensations de l'homme éveillé, et je n'ai pas besoin d'en dire la raison aux physiologistes. Dans notre France, et dans tous les pays où j'ai pénétré par les voyages ou par l'étude, j'ai entendu dire par le peuple que la communication du rêve *à jeûn*, c'est-à-dire tant que la perception du rêve a pu se prolonger dans l'homme éveillé, devenait funeste à lui ou aux autres. L'idée de l'extensibilité contagieuse de la perception du sommeil n'est donc pas précisément nouvelle, puisqu'elle est vieille comme le monde. C'est une superstition sans doute, et j'en suis persuadé ; mais oserai-je vous demander quelle vérité locale n'est pas une superstition, et quelle superstition universelle n'est pas une vérité?

Je n'ai pas la prétention de rien apprendre à personne ; mais on m'expliquerait difficilement, à moi, la propagation d'une monomanie qui n'aurait pas eu le sommeil pour intermédiaire. Tous ceux qui visitaient l'antre de Trophonius en sortaient mélancoliques ou fous, quand ils y avaient dormi.

Je descends de ces hauteurs, où la société royale de médecine ne me pardonnerait pas de m'être élevé, si le bruit de mon existence pouvait parvenir jusqu'à elle, et je retourne à mes histoires. En voici une que Fortis racontait dans son *Voyage en Dalmatie*, une dizaine d'années avant ma naissance, et que je retrouvai, quarante ans plus tard, assez différente de la sienne en quelques points de détails pour que je dusse imaginer qu'elle s'était reproduite plus d'une fois. — Les sorcières ou les *ujèstize* du pays, plus raffinées que les *vukodlacks* dans leurs abominables festins, cherchent à se repaître du cœur des jeunes gens qui commencent à aimer, et à le manger rôti sur une braise ardente. Un fiancé de vingt ans qu'elles entouraient de leurs embûches, et qui s'était souvent réveillé à propos, au moment où elles commençaient à sonder sa poitrine du regard et de la main, s'avisa, pour leur échapper, d'assister son sommeil de la compagnie d'un vieux prêtre qui n'avait jamais entendu parler de ces redoutables mystères, et qui ne pensait pas que Dieu permît de semblables forfaits aux ennemis de l'homme. Celui-ci s'endormit donc paisible, après quelques exorcismes dans la chambre du malade qu'il avait mission de défendre contre le démon. Mais le sommeil était à peine descendu sur ses paupières qu'il crut voir les *ujèstize* planer sur l'oreiller de son ami, s'ébattre et s'accroupir autour de lui avec un rire féroce, fouiller dans son sein déchiré, en arracher leur proie, et la dévorer avec avidité, après s'être disputé ses lambeaux sur des réchauds flamboyans. Pour lui, des liens impossibles à rompre le retenaient immobile sur sa couche, et il s'efforçait en vain de pousser des cris d'horreur qui expiraient sur ses lèvres, pendant que les sorcières continuaient à le fasciner d'un œil affreux, en essuyant de leurs cheveux blancs leurs bouches toutes sanglantes. Lorsqu'il s'éveilla, il n'aperçut plus que son compagnon qui descendit du lit en chancelant, essaya quelques pas mal assurés, et vint tomber froid, pâle et mort à ses pieds, parce qu'il n'avait plus de cœur. Ces deux hommes avaient fait le même rêve, à la suite d'une perception prolongée dans leurs entretiens; et ce qui tuait l'un, l'autre l'avait vu. Voilà ce qui en est de notre raison, abandonnée aux idées du sommeil.

Il n'y a personne, en lisant cela, si on le lit, et après l'avoir vérifié aux pages 64 et 65 du *Voyage* de Fortis, dans l'édition italienne, qui ne se rappelle que la même histoire fait le sujet du premier livre d'Apulée, qui n'était probablement connu ni du pauvre Morlaque ni du vieux prêtre. Ce n'est pas tout. Cette histoire d'Apulée, qui ressemble à certaines histoires d'Homère, est rapportée dans Pline, comme particulière aux peuples de la Basse-Mysie et aux Esclavons dont je parle; et Pline s'appuie, à son sujet, du témoignage d'Isigone. Le fameux voyageur Pietro della Valle l'a retrouvée aux frontières orientales de la Perse. Elle a fait le tour du globe et des siècles.

L'impression de cette vie de l'homme que le sommeil usurpe sur sa vie positive, comme pour lui révéler une autre existence et d'autres facultés, est donc essentiellement susceptible de se prolonger sur elle-même, et de se propager dans les autres; et comme la vie du sommeil est bien plus solennelle que l'autre, c'est celle-là dont l'influence a dû prédominer d'abord sur toutes les organisations d'un certain ordre. C'est celle-là qui a dû enfanter toutes les hautes pensées de la création sociale, et initier les peuples aux seules idées qui les ont rendus imposans devant l'histoire. Sans l'action toute-puissante de cette force imaginative, dont le sommeil est l'unique foyer, l'amour n'est que l'instinct d'une brute, et la liberté que la frénésie d'un sauvage. Sans elle, la civilisation des hommes ne peut soutenir de comparaison avec celle qui règle la sage police des castors et la prévoyante industrie des fourmis, parce qu'elle est privée de l'invariable instinct qui en maintient le mécanisme sublime.—Voyez ce que la réforme a fait du christianisme, en se rapprochant du principe positif! — Voyez ce que la philosophie du dix-huitième siècle a fait de la science de Pythagore et de Platon! — Voyez ce que la poétique des pédans a fait de l'art divin d'Orphée, d'Homère et de David! — Voyez ce que l'égoïsme économique et la statistique praticienne des modernes ont fait de la magnifique politique des anciens! — Voyez ce qu'ont gagné la morale et l'intelligence de l'espèce à ce monstrueux *perfectionnement* représentatif, qui a tarifé la valeur individuelle du citoyen par sous et par deniers, et qui ferait rougir de honte et d'indignation la plus vile des peuplades barbares! — Je ne voulais faire aucune application de ces idées à la politique; mais je ne peux me soustraire tout-à-fait aux inductions qui en sortent malgré moi.

Comme il y a deux puissances dans l'homme, ou, si l'on peut s'exprimer ainsi, deux ames qui régissent, comme l'homme, les peuples, dont il est l'expression unitaire, et cela suivant l'état d'accroissement ou de décadence des facultés qui caractérisent l'individu ou l'espèce, il y a aussi deux sociétés, dont l'une appartient au principe imaginatif, et l'autre au principe matériel de la vie humaine. — La lutte de ces forces, presque égales à l'origine, mais qui se débordent tour à tour, est le secret éternel de toutes les révolutions, sous quelque aspect qu'elles se présentent.

L'alternative fréquente et convulsive de ces deux états est inévitable dans la vie des vieux peuples, et il faut la subir dans tous les sens quand le temps en est venu.

Les paysans de nos villages, qui lisaient, il y a cent ans, la légende et les contes de fées, et qui y croyaient, lisent maintenant les gazettes et les proclamations, et ils y croient.

Ils étaient insensés : ils sont devenus sots. Voilà le progrès.

Quel est le meilleur de ces deux états? Le décidera qui pourra.

Si j'osais en dire mon avis, comme l'homme ne peut échapper par une tangente inconnue à l'obligation d'accepter et de remplir les conditions de sa double nature, ils sont tous les deux impossibles, dans une application exclusive.

Le meilleur, c'est celui qui tiendrait de l'un et de l'autre ainsi que l'homme, et tel à peu près que le christianisme nous l'avait donné. Quand la possibilité d'une pareille combinaison n'existera plus, tout sera dit.

Dans un pays où le principe imaginatif deviendrait absolu, il n'y aurait point de civilisation positive, et la civilisation ne peut se passer de son élément positif.

Dans un pays où le principe positif entreprend de s'asseoir exclusivement au-dessus de toutes les opinions, et même au-dessus de toutes les erreurs (s'il est une opinion au monde qui ne soit pas une erreur), il n'y a plus qu'un parti à prendre : c'est de se dépouiller du nom d'homme, et de gagner les forêts avec un éclat de rire universel; car une semblable société ne mérite pas un autre adieu.

Ch. Nodier.

www.ingramcontent.com/pod-product-compliance
Ingram Content Group UK Ltd.
Pitfield, Milton Keynes, MK11 3LW, UK
UKHW021021220726
13924UKWH00001B/111

9 782019 910525